SEGREDOS DO CORPO HUMANO

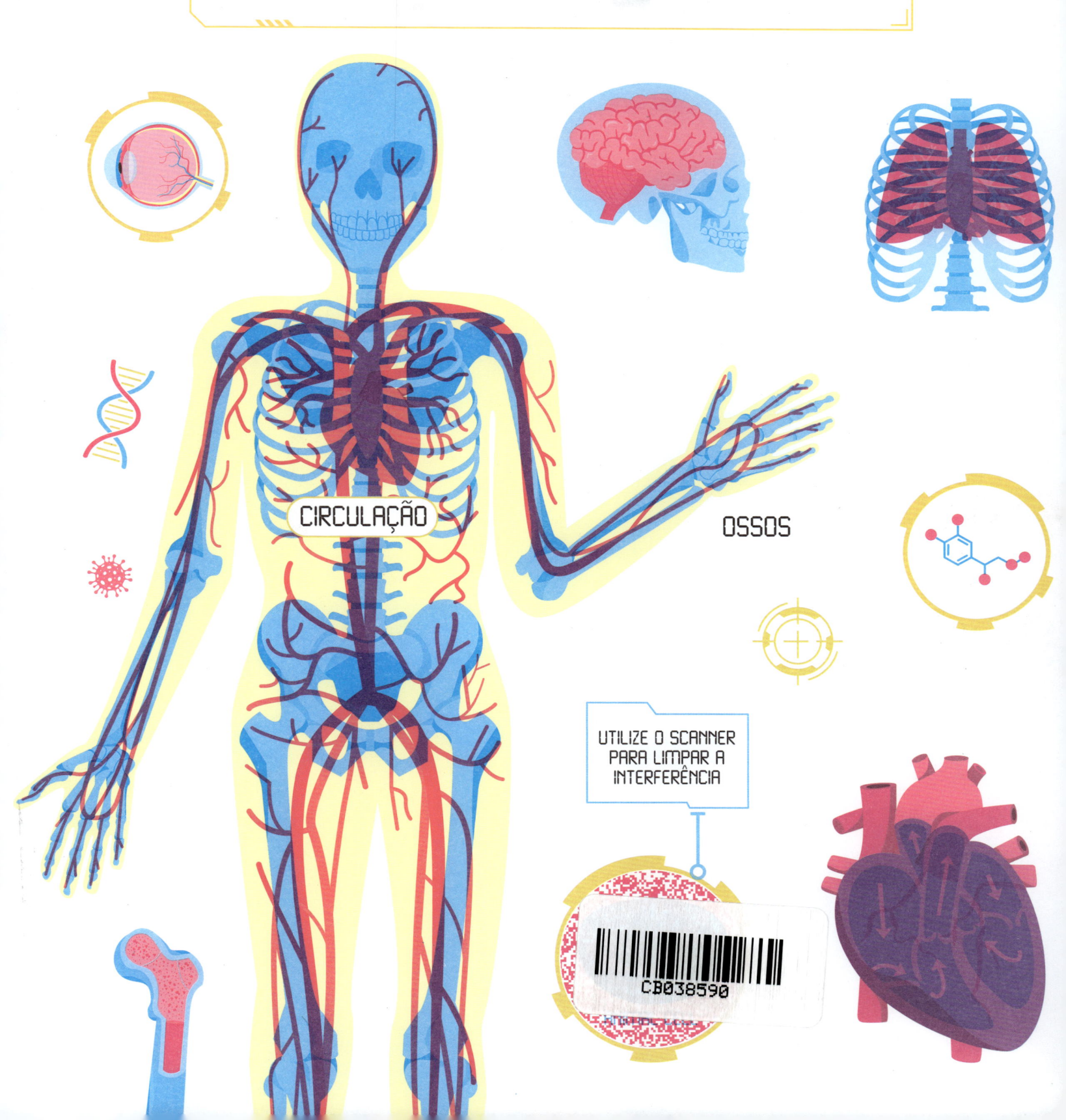

CIRCULAÇÃO

OSSOS

UTILIZE O SCANNER PARA LIMPAR A INTERFERÊNCIA

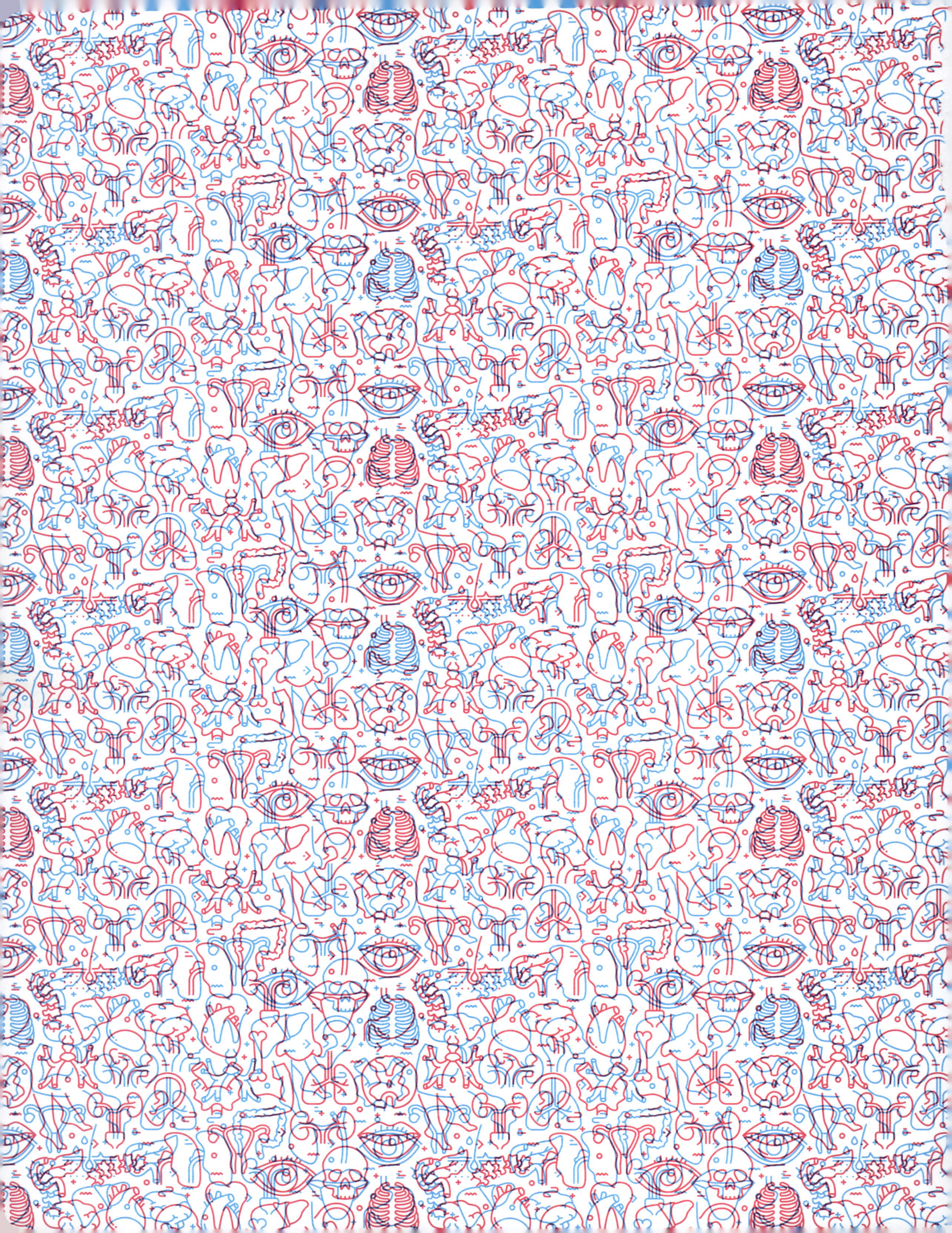

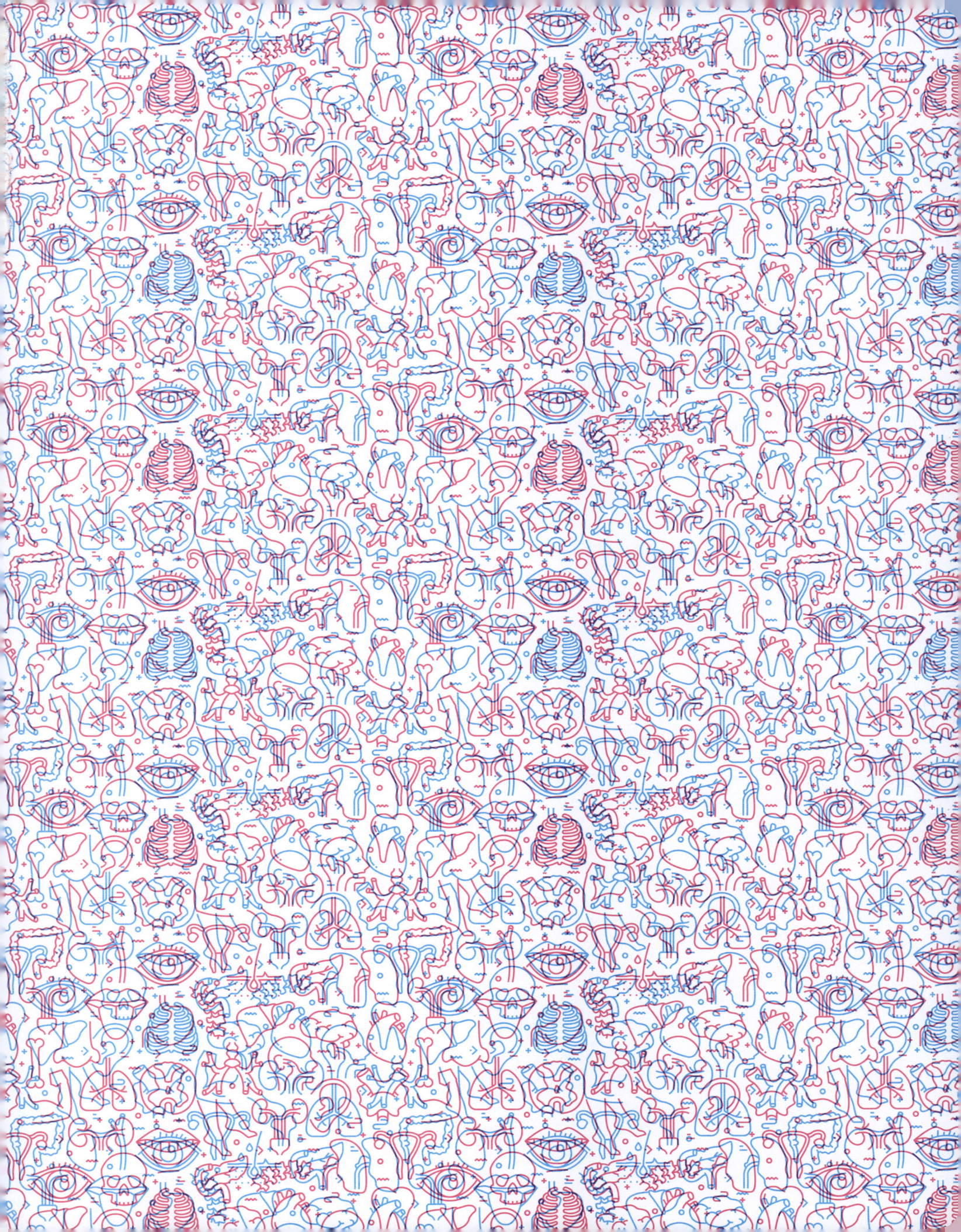

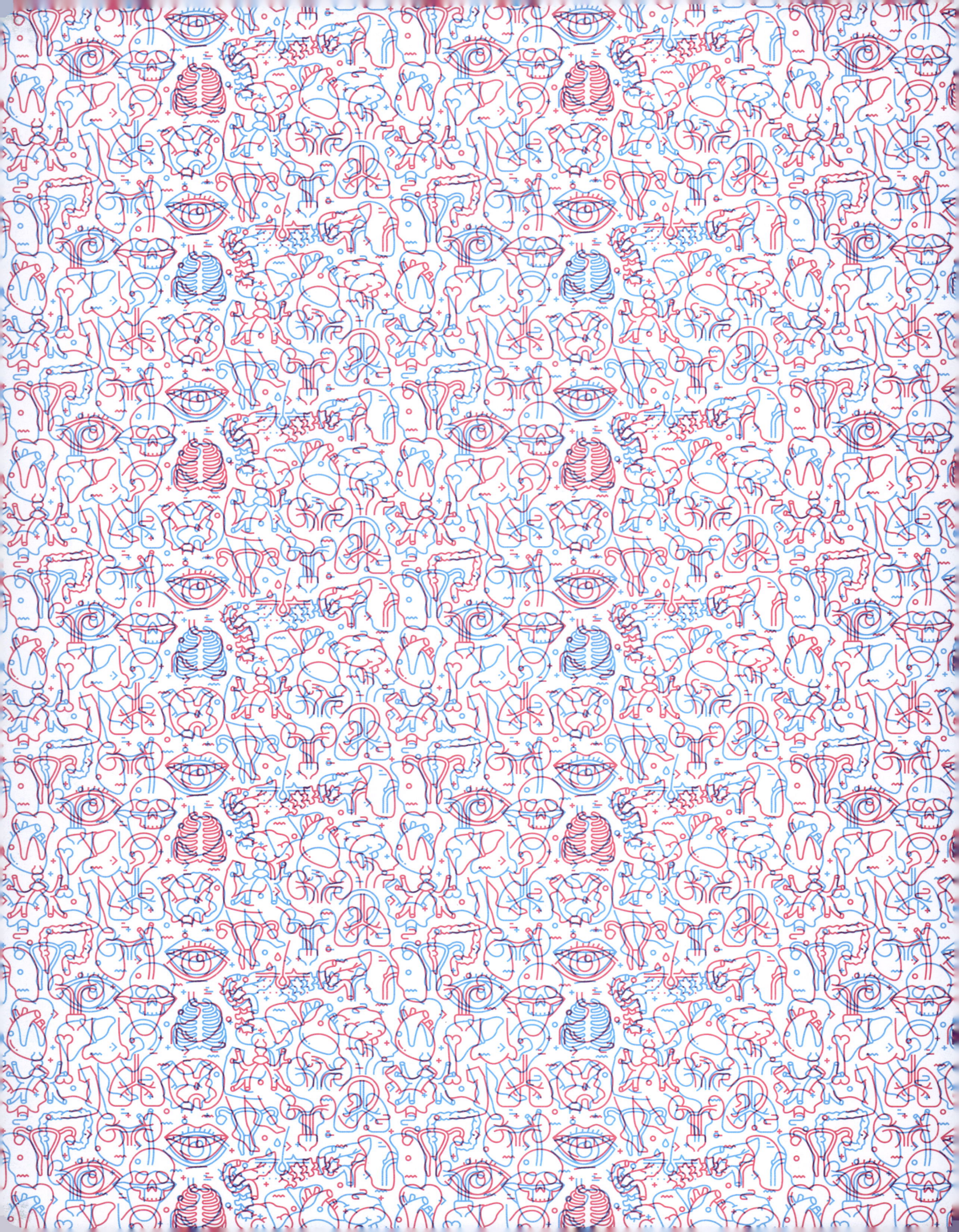

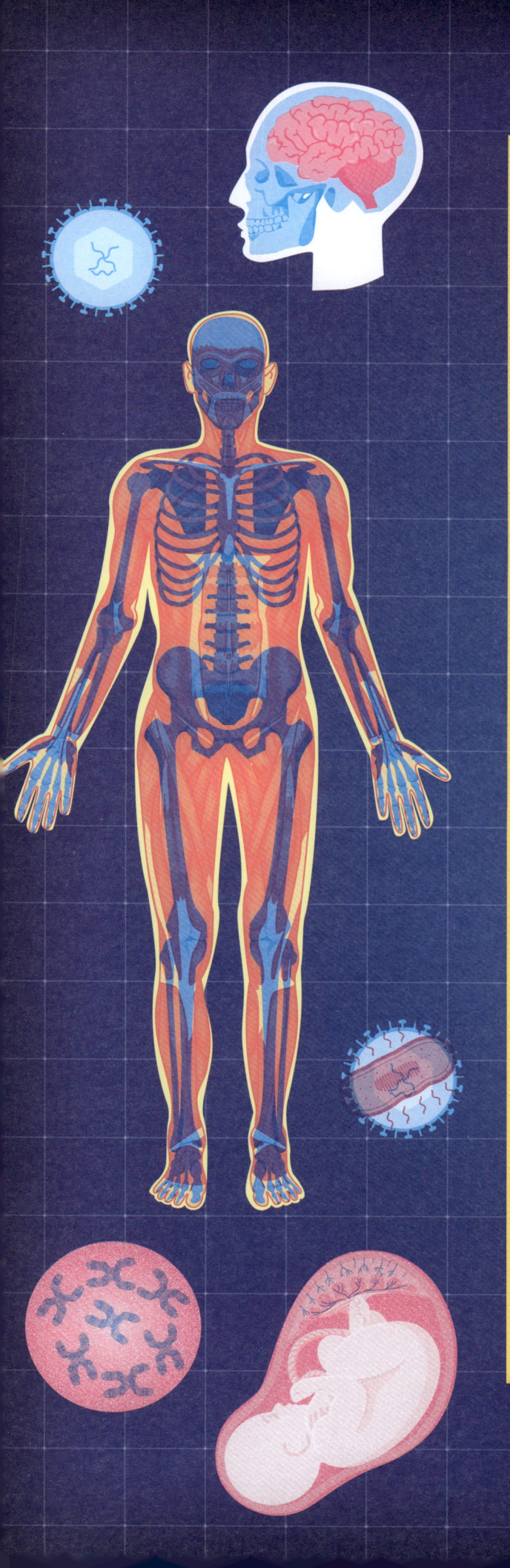

CONTEÚDO

INTRODUÇÃO

O corpo humano é como uma máquina potente, forte o suficiente para durar toda a sua vida. Ele tem vários sistemas para mantê-lo funcionando bem, desde o esqueleto até os nervos e os músculos que o mantêm de pé e em movimento. Todos eles são essenciais para a vida humana.

CÉREBRO

Seu cérebro é como um computador para o seu corpo. Ele funciona 24 horas por dia, 7 dias por semana, para controlar o que você faz.

CORAÇÃO

Seu coração é um músculo em seu peito que bombeia sangue cheio de oxigênio por todo seu corpo.

SENTIDOS

Seus sentidos o ajudam a explorar o mundo à sua volta e enviam sinais ao seu cérebro para ajudá-lo a entendê-los.

PULMÕES

Essas duas bolsas esponjosas em seu peito são seus pulmões. Eles absorvem o oxigênio do ar quando você inspira.

DIGESTÃO

O aparelho digestivo transforma sua comida em combustível para mantê-lo funcionando e, em seguida, se livra dos pedaços que você não pode usar, como lixo.

PELE E UNHAS

Sua pele mantém você aquecido e protege o seu interior mole. Você tem 2,04 m 2 no total.

OSSOS

Seu esqueleto forma uma estrutura que o mantém de pé. Você tem 206 ossos no total!

MÚSCULOS

Seus músculos ajudam você a andar, levantar coisas, comer e respirar, puxando seus ossos para movimentá-los.

COMPONENTES ESSENCIAIS DA VIDA

O QUE TEM DENTRO / MEMBRANA

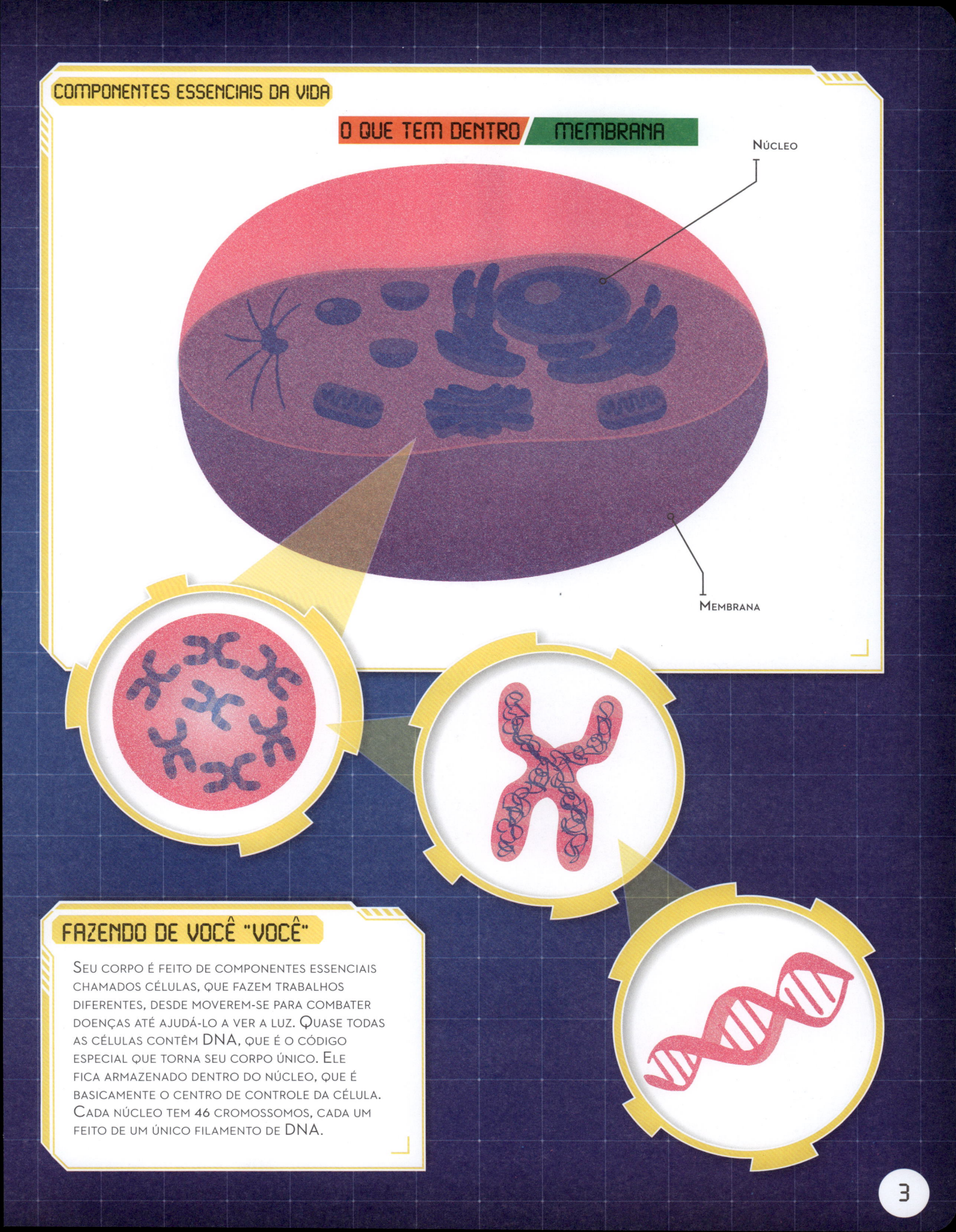

Núcleo

Membrana

FAZENDO DE VOCÊ "VOCÊ"

Seu corpo é feito de componentes essenciais chamados células, que fazem trabalhos diferentes, desde moverem-se para combater doenças até ajudá-lo a ver a luz. Quase todas as células contêm DNA, que é o código especial que torna seu corpo único. Ele fica armazenado dentro do núcleo, que é basicamente o centro de controle da célula. Cada núcleo tem 46 cromossomos, cada um feito de um único filamento de DNA.

OSSOS E MÚSCULOS

Seus ossos e músculos são partes essenciais do seu corpo. Juntos, eles mantêm você em movimento. Eles também mantêm todos os seus órgãos nos lugares certos e os protegem de danos. Utilize o seu scanner para descobrir como eles funcionam juntos.

ARMADURA DE OSSO

Existem 206 ossos em seu corpo, e eles formam a estrutura que o mantém ereto e com forma humana. Seus ossos são revestidos com uma casca dura chamada periósteo para torná-los fortes. Alguns ossos, como o crânio e a caixa torácica, desempenham papéis extremamente importantes na proteção de seus órgãos vitais.

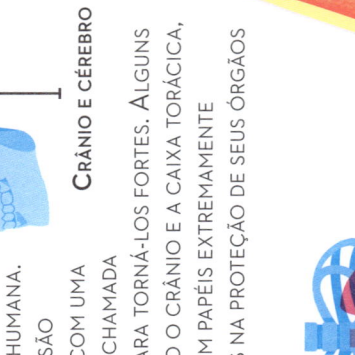

CRÂNIO E CÉREBRO

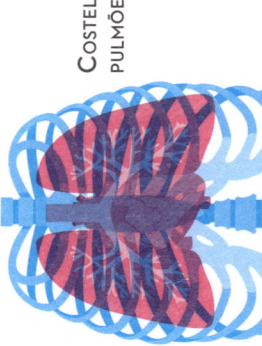

COSTELAS E PULMÕES

MOVIMENTO DOS MÚSCULOS

Você tem mais de 600 músculos em seu corpo. Muitos deles são utilizados para movimentar seu esqueleto - e, portanto, você -, mas também o ajudam a comer e respirar. Eles são feitos de fibras longas e fibrosas que tensionam e relaxam para movimentar seus membros.

Quando você dobra o cotovelo, por exemplo, o bíceps (o músculo da parte superior do braço) une os ossos. Quando você o endireita novamente, seu tríceps (o músculo na parte de trás do braço) separa os ossos.

Utilize o seu scanner para ver como isso funciona.

OSSOS MÚSCULOS

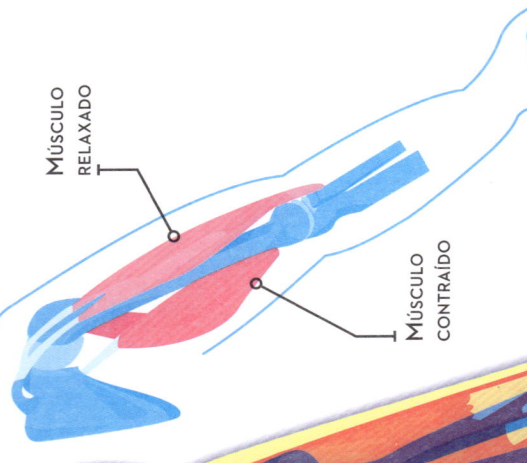

MÚSCULO RELAXADO

MÚSCULO CONTRAÍDO

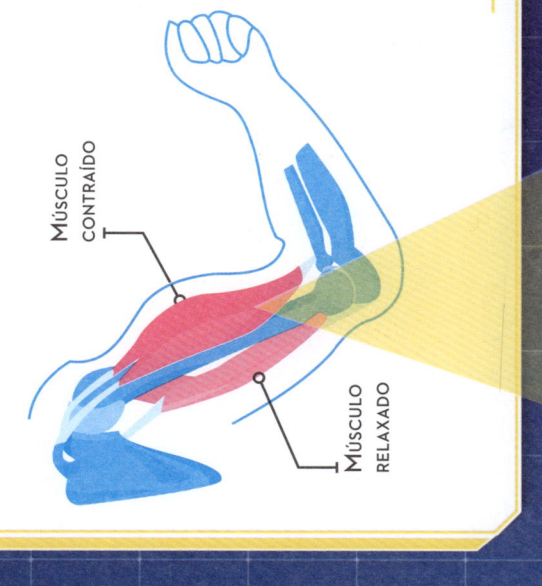

Músculo contraído

Músculo relaxado

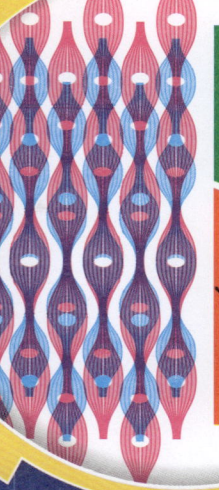

CONTRAÍDO RELAXADO

Utilize o seu scanner para ver como os músculos sob sua pele se expandem e contraem quando você se movimenta.

ARTICULAÇÕES

Para que seus músculos e ossos trabalhem juntos, seu esqueleto está ligado às articulações.

Articulações esfera e encaixe, como os seus ombros, permitem que seus ossos se movimentem em todas as direções.

Articulações em charneira, como cotovelos e joelhos, funcionam um pouco como uma porta abrindo e fechando.

Articulações em pivô, como no pescoço, ajudam você a girar de um lado para o outro.

Esfera e encaixe

Articulações em charneira

Articulações em pivô

PRODUÇÃO DE SANGUE

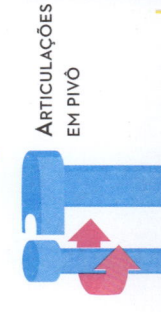

Dentro de seus ossos está a medula óssea, uma substância esponjosa que produz células sanguíneas. As células sanguíneas transportam oxigênio pelo corpo para alimentar as células internas. Elas também combatem germes e doenças para que você se mantenha saudável.

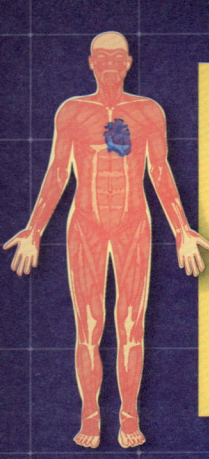

O CORAÇÃO

Seu coração está localizado em seu peito e protegido por sua caixa torácica. Mesmo que seja tão grande quanto o seu punho, o coração é um dos órgãos mais importantes que você possui. Ele mantém você vivo, bombeando sangue rico em oxigênio por todo corpo.

CÂMARAS / MÚSCULO

As paredes das artérias devem ser muito flexíveis e elásticas para lidar com o sangue de alta pressão do coração.

1/3 de xícara de sangue é bombeado pelo seu corpo a cada batimento cardíaco – o suficiente para encher um ovo.

O sangue volta para o átrio e ventrículo direito através de suas veias e depois segue para os pulmões.

CICLO CARDÍACO

BOMBEAMENTO   ABASTECIMENTO

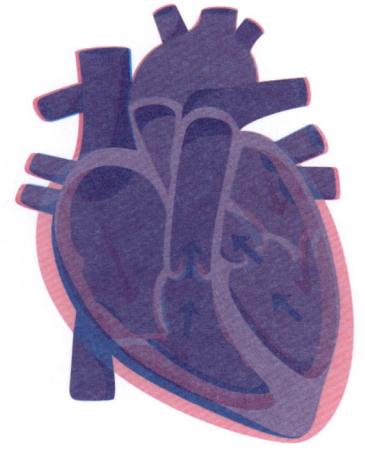

O ciclo cardíaco é basicamente como seu coração se contrai e relaxa no espaço de um batimento cardíaco. Quando as câmaras do seu coração estão relaxadas, elas se enchem de sangue. O coração então se contrai para empurrá-lo para as artérias.

O átrio esquerdo recebe sangue cheio de oxigênio de seus pulmões e o envia por todo corpo através de suas artérias.

As paredes do seu coração são feitas de músculos poderosos. Eles se abrem e se fecham para empurrar o sangue pelo corpo.

SANGUE

O sangue transporta oxigênio dos pulmões para todo o corpo e traz os resíduos de dióxido de carbono de volta aos pulmões para que você possa exalá-los. Ele também carrega anticorpos que combatem doenças e muito mais. Então, pode-se dizer que é ele muito importante!

FATOS

NUTRIENTES

O sangue transporta nutrientes e minerais por todo o corpo para nutrir suas células e fornecer a energia de que precisam para mantê-lo funcionando.

TIPOS SANGUÍNEOS

Todos nós temos um dos oito tipos sanguíneos diferentes, que são adaptados para proteger nosso sistema imunológico. O tipo de sangue mais raro do mundo é o AB–.

PLASMA

O plasma é o líquido que transporta as células sanguíneas através dos vasos. Ele é cerca de 95% de água, mas também contém nutrientes, hormônios e resíduos.

CURA

PLAQUETAS ATIVADAS

PLAQUETAS

Pequenas células plaquetárias se agrupam em torno dos ferimentos e se unem, formando crostas para estancar o sangramento.

DEFESA

Os glóbulos brancos detectam germes e os atacam com anticorpos. Consulte a página 21 para saber mais.

CÉLULAS EM AÇÃO   FLUXO SANGUÍNEO

ALIMENTANDO SEU CORPO

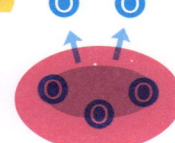

Oxigênio

Glóbulos brancos

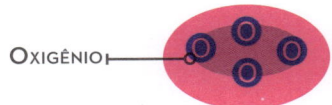

Os glóbulos vermelhos transportam oxigênio dos pulmões para células pelo corpo.

As válvulas nos vasos sanguíneos agem como alçapões para impedir que o sangue flua para trás em direção ao coração.

OS PULMÕES

Seus pulmões absorvem o oxigênio do ar que você respira e o enviam pelo corpo através do sangue. Você precisa do oxigênio para transformar alimentos em energia e manter suas células vivas. Seus pulmões expelem o gás residual, dióxido de carbono, quando você expira.

BRONQUÍOLOS **PULMÕES**

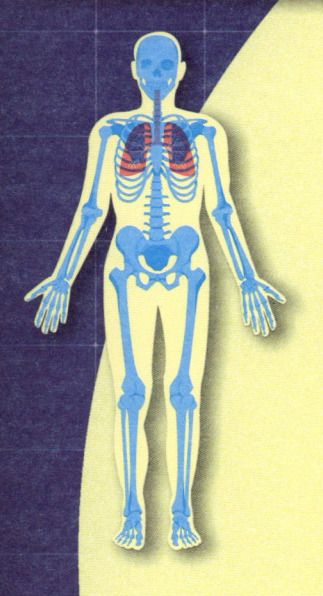

Os brônquios se dividem em vários tubos finos chamados bronquíolos, que passam oxigênio para o sangue através dos sacos alveolares.

RESPIRAÇÃO

INSPIRANDO / **EXPIRANDO**

Quando o diafragma se move para baixo, seus pulmões ficam maiores, puxando o ar para dentro. Quando ele se move para cima, ele comprime seus pulmões, empurrando o ar para fora.

TROCA DE OXIGÊNIO

Alvéolos são pequenos saccs de ar no final de seus bronquíolos. Eles estão envoltos em pequenos vasos sanguíneos chamados capilares que absorvem o oxigênio do ar e o passam para a corrente sanguínea para percorrer o corpo.

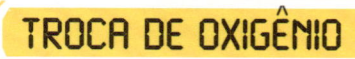

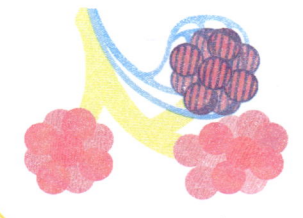

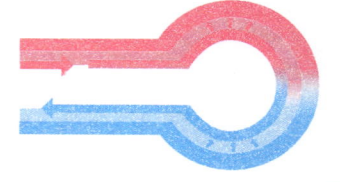

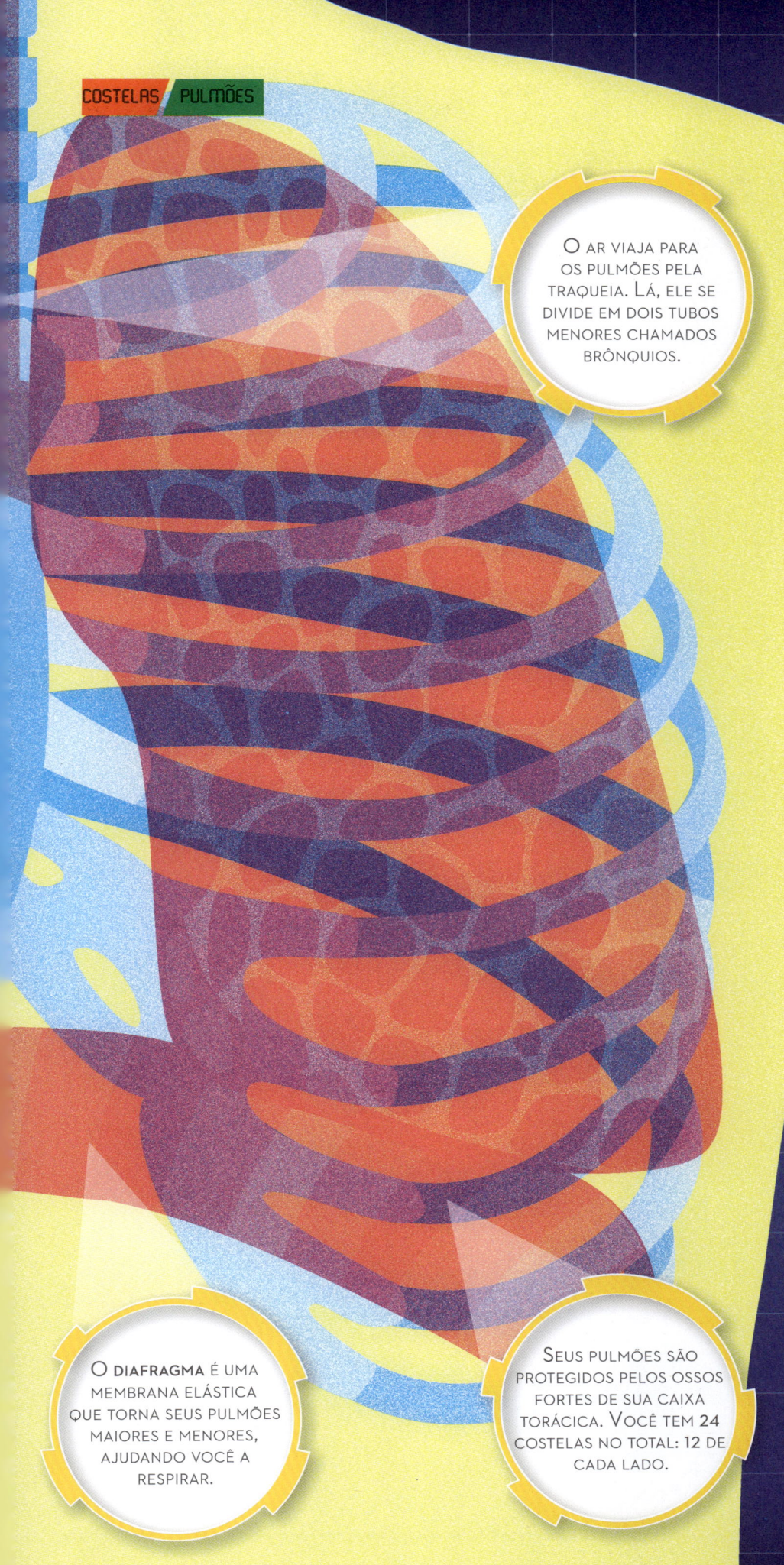

O AR VIAJA PARA OS PULMÕES PELA TRAQUEIA. LÁ, ELE SE DIVIDE EM DOIS TUBOS MENORES CHAMADOS BRÔNQUIOS.

O **DIAFRAGMA** É UMA MEMBRANA ELÁSTICA QUE TORNA SEUS PULMÕES MAIORES E MENORES, AJUDANDO VOCÊ A RESPIRAR.

SEUS PULMÕES SÃO PROTEGIDOS PELOS OSSOS FORTES DE SUA CAIXA TORÁCICA. VOCÊ TEM 24 COSTELAS NO TOTAL: 12 DE CADA LADO.

FATOS

CATARRO E RANHO

CATARRO É O MUCO QUE SE ACUMULA NAS VIAS RESPIRATÓRIAS, ENQUANTO O **RANHO** SE ACUMULA NO NARIZ. AMBOS IMPEDEM QUE SUAS VIAS AÉREAS FIQUEM ENTUPIDAS COM POEIRA E SUJEIRA QUE VOCÊ PODE INALAR.

TOSSE E ESPIRROS

A TOSSE E O ESPIRRO SÃO A MANEIRA DO CORPO DE SE LIVRAR DE PARTÍCULAS INDESEJADAS NAS VIAS RESPIRATÓRIAS, COMO POEIRA OU CATARRO. DEPOIS DE UMA INSPIRAÇÃO PROFUNDA, SEUS PULMÕES LIBERAM PARA FORA UMA FORTE RAJADA DE AR PARA DISSIPAR O BLOQUEIO.

OS ESPIRROS VIAJAM ATÉ 160 KM/H.

ESPIRRO

OS PULMÕES SE COMPRIMEM

O DIAFRAGMA SE CONTRAI

SOLUÇOS

ÀS VEZES, SEU DIAFRAGMA SE CONTRAI REPENTINAMENTE, FAZENDO COM QUE O AR ENTRE EM SEUS PULMÕES E FECHE SUAS CORDAS VOCAIS. O SOM "HIC" QUE ISSO FAZ É O QUE CHAMAMOS DE SOLUÇOS.

VENDO A SUA RESPIRAÇÃO

EM DIAS FRIOS, A ÁGUA QUE VOCÊ EXALA NO AR MUDA DE VAPOR D'ÁGUA, UM GÁS, PARA MINÚSCULAS GOTÍCULAS LÍQUIDAS. ISSO CAUSA NÉVOA E É POR ISSO QUE VOCÊ CONSEGUE "VER" A SUA RESPIRAÇÃO QUANDO FICA FRIO!

OS SENTIDOS

Você tem cinco sentidos principais que utiliza para entender o mundo ao seu redor: tato, paladar, olfato, audição e visão. Seu corpo envia sinais para o cérebro, que os transforma em mensagens que podemos entender.

VISÃO

Na parte de trás do olho há uma camada chamada retina. Quando a luz a atinge, células especiais a convertem em sinais que viajam através do nervo óptico até o cérebro. O cérebro transforma essas informações em imagens que você consegue entender, como a cor da grama ou o que está acontecendo na tela da TV.

OLFATO

Quando você inspira, pequenas moléculas de coisas ao seu redor (como meias ou sabonete) são captadas por células sensoriais especiais no nariz. Essas células enviam sinais ao seu cérebro, que identifica o que você está cheirando e se é bom ou não.

SENTIDOS EMBARALHADOS

O QUE ACONTECE QUANDO VOCÊ OLHA PARA ESSAS IMAGENS? ELAS PARECEM ESTAR SE MOVENDO? NA VERDADE, ELAS ESTÃO PARADAS; PARECE QUE ESTÃO SE MOVENDO PORQUE SEUS OLHOS SÃO ENGANADOS AO VER MUITA LUZ, SOMBRA E COR AO MESMO TEMPO, ENTÃO ELES NÃO SABEM O QUE FOCAR E SEU CÉREBRO FICA CONFUSO.

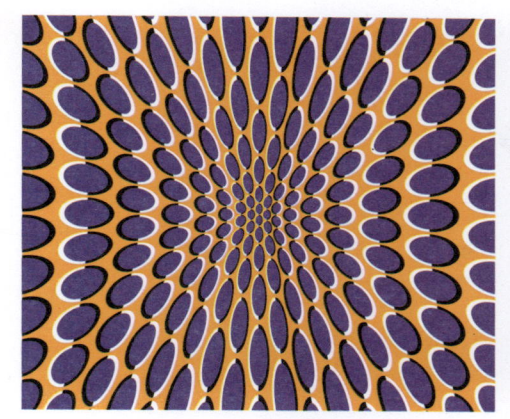
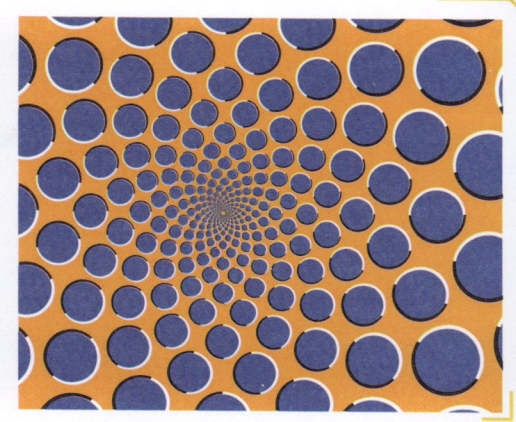

AUDIÇÃO

AS ONDAS SONORAS FAZEM SEU TÍMPANO VIBRAR. ESSAS VIBRAÇÕES VIAJAM PARA UM TUBO ESPIRAL CHAMADO CÓCLEA, QUE UTILIZA FLUIDOS E MINÚSCULOS PELOS PARA ENVIAR SINAIS ATRAVÉS DOS NERVOS PARA O CÉREBRO. LÁ, SEU CÉREBRO DECIFRA OS SINAIS PARA DESCOBRIR O QUE VOCÊ ESTÁ OUVINDO, COMO SUA MÚSICA FAVORITA OU SEU PAI DIZENDO QUE É HORA DO JANTAR.

PALADAR

SUA LÍNGUA ESTÁ COBERTA DE PAPILAS GUSTATIVAS, QUE DETERMINAM SE UM ALIMENTO É SALGADO, AZEDO, SABOROSO, DOCE OU AMARGO. ESSA INFORMAÇÃO CHEGA AO SEU CÉREBRO ATRAVÉS DOS NERVOS DA LÍNGUA, QUE TAMBÉM INFORMAM A ELE QUAL É A TEMPERATURA E A TEXTURA DA COMIDA.

TATO

VOCÊ TEM RECEPTORES SENSORIAIS EM SUA PELE QUE ENVIAM MENSAGENS AO CÉREBRO. ESSAS MENSAGENS INFORMAM O QUE VOCÊ ESTÁ TOCANDO E SE É DURO OU MOLE, QUENTE OU FRIO, IRREGULAR OU LISO. VOCÊ TEM A MAIORIA DOS RECEPTORES TÁTEIS NAS PONTAS DOS DEDOS, LÁBIOS E DEDOS DOS PÉS.

A PELE

A pele é o maior órgão do seu corpo. Ela é resistente e à prova d'água para proteger seu interior mole do desgaste da vida cotidiana. Os vasos sanguíneos internos garantem que você não fique muito quente ou muito frio.

CABELO

Os cabelos crescem a partir de raízes em **FOLÍCULOS** profundamente inseridos na pele. Seu cabelo pode crescer 1,27 cm a cada mês.

UNHAS

Osso — Unha — Epiderme

Suas unhas protegem os nervos sensíveis nas pontas dos dedos das mãos e dos pés. Elas crescem 3 mm a cada mês.

LUBRIFICANTE

Sua pele tem glândulas especiais chamadas glândulas sebáceas que liberam uma substância oleosa chamada de sebo. O sebo mantém a pele e o cabelo macios. Ela pode ajudar a proteger contra os raios UV e até mesmo afastar alguns germes.

Folículo

RECEPTORES TÁTEIS

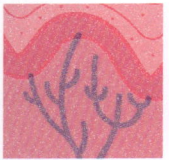 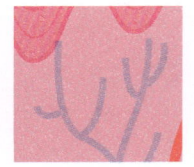 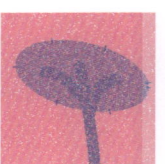 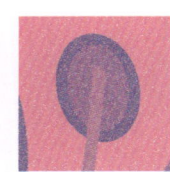

Quente e frio — Pressão leve — Alongamento — Pressão profunda

Você tem milhões de receptores táteis que enviam sinais ao seu cérebro através do sistema nervoso. Eles ajudam você a descobrir se as coisas estão quentes ou frias, quão duras, elásticas ou sólidas elas são. Você consegue encontrá-las na imagem?

SUPERFÍCIE

A parte superior da sua pele é chamada de epiderme. Essa camada é responsável por proteger seu corpo, produzir novas células da pele e mantê-lo hidratado. Ela também produz melanina, que é o que dá cor à sua pele.

ARREPIOS

Quando você fica com frio, os pelos da sua pele se arrepiam. Os músculos que isso utiliza puxam a pele para cima e a tornam irregular. Esses "arrepios" funcionam melhor em animais peludos, pois esse pelo levantado retém uma camada de ar quente perto da pele para mantê-los confortáveis. Não somos tão peludos quanto eles!

Utilize o seu scanner para ver como o cabelo se movimenta.

SUOR

Sentir-se suado pode ser uma sensação desconfortável, mas o suor é uma coisa boa. Ele é produzido por sua pele para resfriá-lo enquanto evapora.

Vasos sanguíneos

CÉLULAS

As células da pele se formam na base da epiderme e sobem até o topo, onde formam a camada superior. Essas células são achatadas e depois eliminadas. Perdemos 50.000 membranas celulares por minuto!

HEMATOMAS

Quando os vasos sanguíneos são danificados e se rompem, o sangue fica preso sob a pele e forma uma marca roxa.

GORDURA

Debaixo da pele, há uma camada de gordura que ajuda a mantê-la aquecida e armazena energia para as células utilizarem.

NERVOS E O CÉREBRO

O sistema nervoso é uma rede de nervos que percorre todo o corpo, da cabeça aos pés. O cérebro e a medula espinhal são as partes mais importantes, formando uma espécie de "rodovia" para que informações importantes viajem a mais de 430 km/h. Essa é a extensão do Grand Canyon a cada segundo!

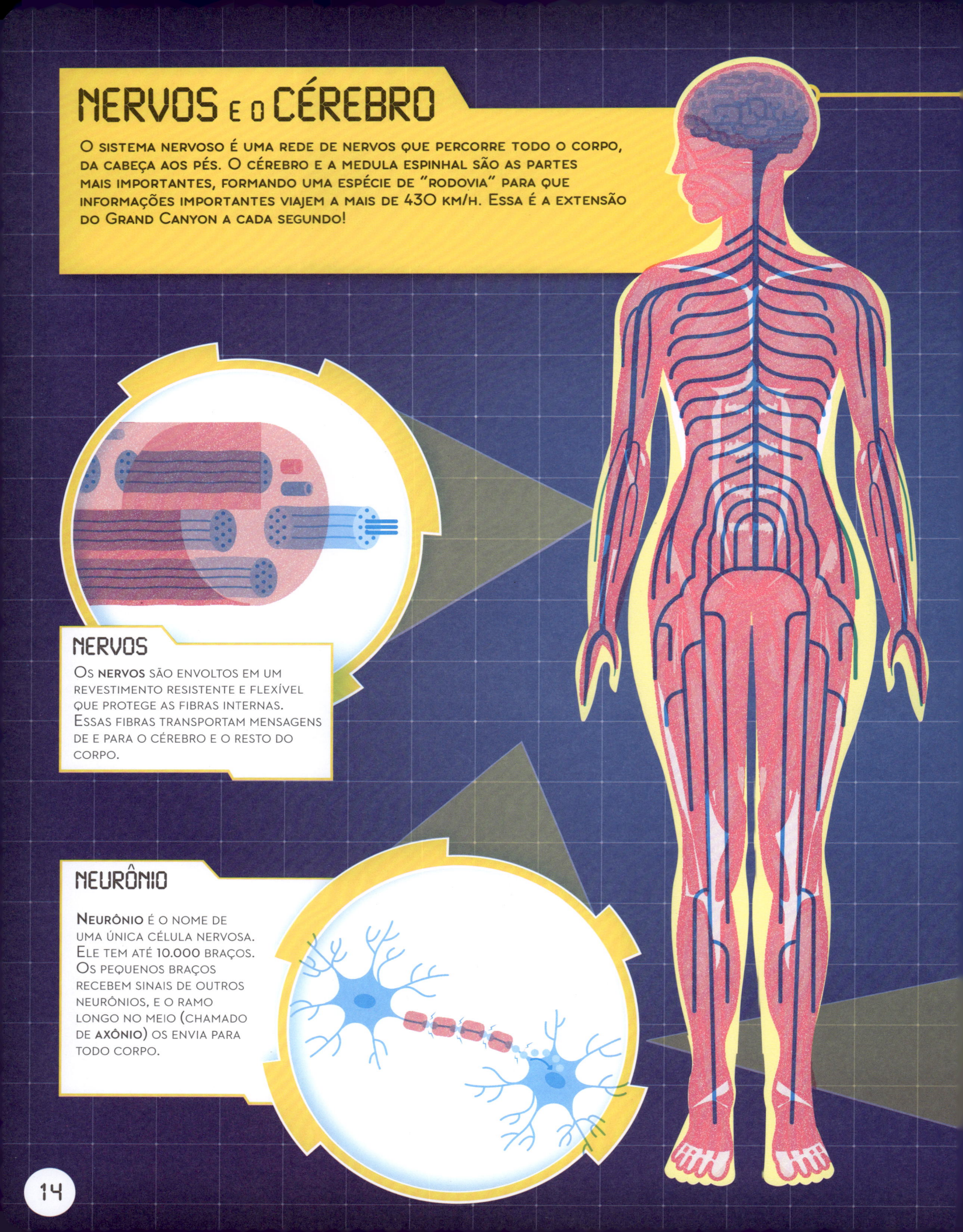

NERVOS

Os **nervos** são envoltos em um revestimento resistente e flexível que protege as fibras internas. Essas fibras transportam mensagens de e para o cérebro e o resto do corpo.

NEURÔNIO

Neurônio é o nome de uma única célula nervosa. Ele tem até 10.000 braços. Os pequenos braços recebem sinais de outros neurônios, e o ramo longo no meio (chamado de **axônio**) os envia para todo corpo.

O CÉREBRO

O CÉREBRO CONTROLA SUAS AÇÕES E COMPORTAMENTO. SEUS NERVOS ENVIAM SINAIS DE VOLTA AO CÉREBRO VINDOS DE SUAS GLÂNDULAS SENSORIAIS, O QUE LHE AJUDA A ENTENDER O QUE ESTÁ ACONTECENDO AO SEU REDOR. ISSO AINDA ACONTECE MESMO ENQUANTO VOCÊ ESTÁ DORMINDO.

MOTOR - ABRANGENDO A PARTE SUPERIOR DO SEU CÉREBRO ESTÁ A PARTE QUE CONTROLA SEUS MOVIMENTOS MUSCULARES, ENVIANDO SINAIS PARA ELES ATRAVÉS DE SEUS NERVOS.

TATO - SEU **LOBO PARIETAL**, NO MEIO DO CÉREBRO, RECEBE E INTERPRETA OS SINAIS DO TOQUE DA SUA PELE.

VISÃO - SEU **LOBO OCCIPITAL**, NA PARTE DE TRÁS DO CÉREBRO, É A PARTE QUE RECEBE SINAIS DOS SEUS OLHOS E OS TRANSFORMA EM IMAGENS RECONHECÍVEIS, PERMITINDO QUE VOCÊ VEJA.

PENSAMENTO E FALA - GRANDE PARTE DO SEU PENSAMENTO É PRODUZIDO NO **LOBO FRONTAL**, O QUE O AJUDA A TOMAR DECISÕES. ELE TAMBÉM CONTÉM A **ÁREA DE BROCA**, QUE ARMAZENA SEU VOCABULÁRIO E AJUDA VOCÊ A ENTENDER A GRAMÁTICA E O TOM.

COMPREENSÃO - A ÁREA DE **WERNICKE** AJUDA VOCÊ A PROCESSAR E ENTENDER A LINGUAGEM E O QUE AS PALAVRAS SIGNIFICAM.

MEMÓRIA E AUDIÇÃO - O **LOBO TEMPORAL** RECEBE SINAIS DE SEUS OUVIDOS E PESQUISA SUA MEMÓRIA PARA DESCOBRIR O QUE VOCÊ ESTÁ OUVINDO. ELE TAMBÉM CONTÉM SUA MEMÓRIA DE CURTO PRAZO E AJUDA A CHEIRAR AS COISAS.

TRONCO - O **TRONCO CEREBRAL** É COMO O CÉREBRO SE LIGA À MEDULA ESPINHAL, PERMITINDO QUE VOCÊ RESPIRE, DIGIRA ALIMENTOS E MANTENHA O CORAÇÃO BOMBEANDO SANGUE PELO CORPO.

CEREBELO - NA PARTE DE TRÁS DO SEU CÉREBRO FICA O **CEREBELO**, QUE AJUDA VOCÊ A SE EQUILIBRAR. ELE TAMBÉM CONTROLA SUA CONSCIÊNCIA ESPACIAL, GARANTINDO QUE VOCÊ NÃO BATA EM NADA.

SINAPSE

UMA SINAPSE É O ESPAÇO ENTRE DOIS NEURÔNIOS. SINAIS ELÉTRICOS NÃO PODEM ATRAVESSÁ-LO, ENTÃO O AXÔNIO TEM QUE DIFUNDIR UMA SUBSTÂNCIA ESPECIAL PARA O PRÓXIMO NEURÔNIO.

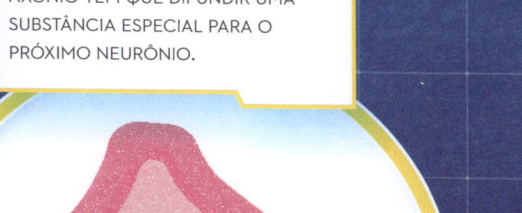

REAÇÕES REFLEXAS

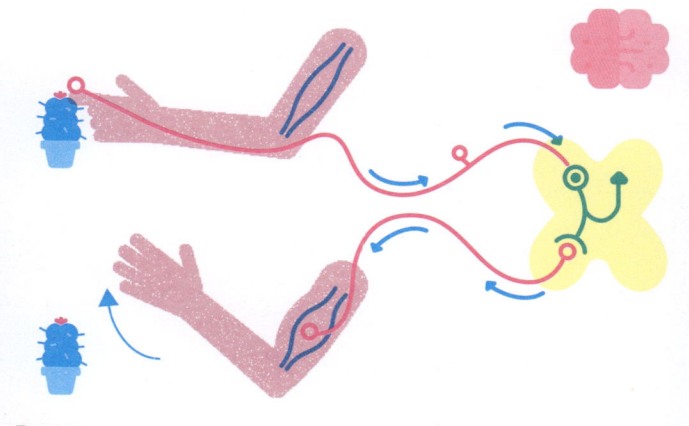

REFLEXOS SÃO REAÇÕES AUTOMÁTICAS QUE AJUDAM A EVITAR DANOS, COMO QUANDO VOCÊ ACIDENTALMENTE TOCA EM ALGO MUITO QUENTE E SE AFASTA RAPIDAMENTE. ISSO FUNCIONA ENVIANDO UMA MENSAGEM INSTANTÂNEA DOS SEUS RECEPTORES TÁTEIS AO LONGO DE SEUS NERVOS PARA SEU BÍCEPS, QUE AFASTA A SUA MÃO. OUTRO SINAL É ENVIADO PARA DIZER AO SEU CÉREBRO O QUE ACONTECEU DEPOIS QUE VOCÊ JÁ SE MOVEU.

DIGESTÃO

APARELHO DIGESTIVO

A DIGESTÃO É O PROCESSO PELO QUAL SEU CORPO QUEBRA OS ALIMENTOS EM PEQUENOS PEDAÇOS E LÍQUIDOS QUE ELE PODE UTILIZAR. ESTE PROCESSO COMEÇA QUANDO VOCÊ COME. A COMIDA DESCE PELO ESÔFAGO ATÉ O ESTÔMAGO, DEPOIS OS INTESTINOS E, FINALMENTE, SAI NA FORMA DE XIXI OU COCÔ.

A DIGESTÃO COMEÇA ANTES MESMO DE VOCÊ DAR UMA MORDIDA. QUANDO VOCÊ VÊ E CHEIRA A COMIDA, SUAS **GLÂNDULAS SALIVARES** COMEÇAM A DERRAMAR SALIVA (CUSPE) PARA AJUDAR A QUEBRAR A REFEIÇÃO E FACILITAR A DEGLUTIÇÃO DA COMIDA. QUANDO VOCÊ MORDE A COMIDA, SEUS DENTES A TRITURAM EM PEQUENOS PEDAÇOS.

OS PEDAÇOS SE MISTURAM COM A SALIVA, ENTÃO SUA LÍNGUA EMPURRA-OS NUM NÓDULO MACIO CHAMADO BOLO ALIMENTAR E O MOVE PARA O FUNDO DA BOCA. QUANDO VOCÊ ENGOLE O BOLO, ELE DESCE PELO **ESÔFAGO**, QUE É O LONGO TUBO QUE LIGA A BOCA AO ESTÔMAGO.

UM PROCESSO CHAMADO **PERISTALTISMO** ACONTECE AQUI, QUE SIGNIFICA QUE OS MÚSCULOS NO SEU ESÔFAGO ONDULAM PARA EMPURRAR A COMIDA PELA GARGANTA ABAIXO.

DENTES

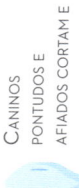

OS INCISIVOS CORTAM E PICAM OS ALIMENTOS. VOCÊ TEM DOIS EM CADA LADO DE CADA MANDÍBULA.

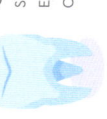

CANINOS PONTUDOS E AFIADOS CORTAM E RASGAM ALIMENTOS DUROS.

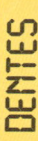

OS MOLARES TÊM UMA SUPERFÍCIE PLANA PARA ESMAGAR E TRITURAR A COMIDA.

Quando a comida chega ao seu **ESTÔMAGO**, o ácido que há lá quebra-a ainda mais com a ajuda do forte músculo do estômago que mistura tudo.

O seu **PÂNCREAS**, assim como o fígado, ajuda a quebrar nutrientes, como proteínas, para que seu corpo possa absorvê-los.

Seu **INTESTINO DELGADO** é coberto por minúsculas vilosidades, que se parecem um pouco com dedos. Elas aceleram o processo de absorção dos alimentos pelo seu corpo.

Seu **FÍGADO** é um órgão grande que extrai nutrientes dos alimentos digeridos e os passa para as células. Ele também produz um líquido verde chamado de **BILE**.

A bile produzida pelo fígado é armazenada em sua **VESÍCULA BILIAR**, onde é liberada no intestino delgado para quebrar as gorduras.

Uma vez que sua comida não pode mais ser digerida pelo intestino delgado, ela segue para o **INTESTINO GROSSO**. A água é absorvida, mas o resto sai como cocô.

SISTEMA URINÁRIO

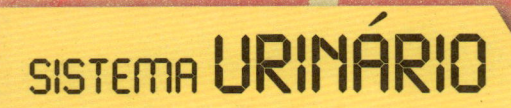

Você sabia que o seu corpo tem seu próprio sistema de eliminação de resíduos? Uma vez que a comida e a bebida tenham passado pelo processo de digestão, qualquer coisa que sobrar deve deixar seu corpo. Utilize o seu scanner para ver como seu aparelho urinário faz isso acontecer.

A **MEDULA** dentro do rim filtra os resíduos do sangue e os transforma em urina.

O sangue entra pelos vasos.

A urina sai pelo seu ureter.

RINS

Seus rins trabalham o tempo todo para remover o excesso de água, sal e resíduos venenosos do sangue. Esses resíduos são então transformados em **URINA** (XIXI) e transferidos para a bexiga por meio de um tubo chamado **URETER**. Enquanto isso, o sangue agora limpo é enviado de volta ao seu corpo.

A urina é armazenada na bexiga até você usar o banheiro. A bexiga é do tamanho de uma ameixa, mas quando cheia, pode esticar até o tamanho de uma toranja.

CICLO DA VIDA

Em média, os humanos vivem cerca de 75 anos. Nesse período, nossos corpos mudam muito à medida que envelhecemos, de bebê a adulto, e continuam a mudar à medida que envelhecemos. Isso acontece com a ajuda dos trilhões de células que compõem nossos corpos.

DIVISÃO CELULAR

Quando um óvulo é fertilizado, o processo de **DIVISÃO CELULAR** se inicia. A célula se divide em duas, depois quatro, depois oito e assim por diante até que um **EMBRIÃO** seja formado. Este é o primeiro estágio do desenvolvimento humano.

As células começam a se dividir...

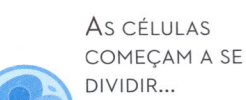
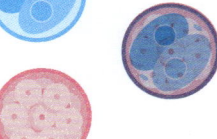

...e formar um embrião.

NO ÚTERO

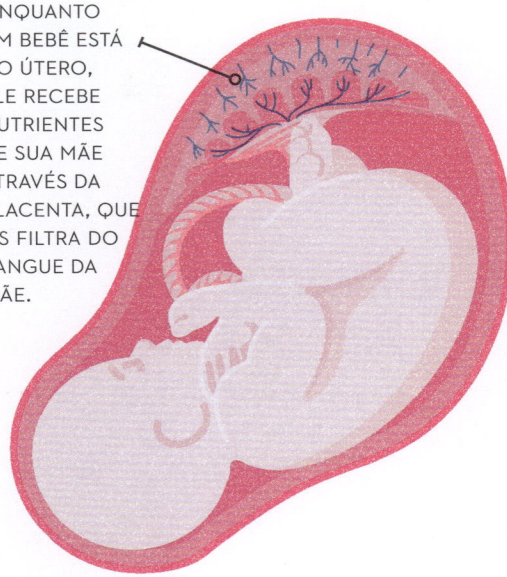

Enquanto um bebê está no útero, ele recebe nutrientes de sua mãe através da placenta, que os filtra do sangue da mãe.

Após oito semanas de crescimento no útero, o embrião se torna um feto. Ele continua a crescer, recebendo comida, água e oxigênio através da placenta. Após cerca de nove meses de gravidez, nasce o bebê agora crescido.

GRANDES MUDANÇAS

BEBÊ	ADULTO

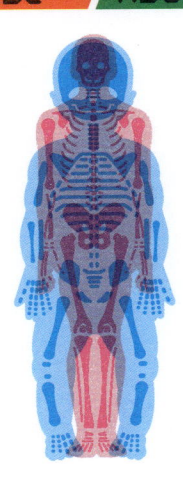

Seu corpo fica mais alto e seus ossos ficam mais longos e se fundem.

Você ganha músculos durante a puberdade, e estes continuam a se desenvolver depois.

Quando você está passando pela puberdade, você ganha mais massa gorda à medida que seu corpo cresce para cima e para os lados.

O material esponjoso entre seus ossos se desgasta, encolhendo sua coluna e tornando você mais baixo.

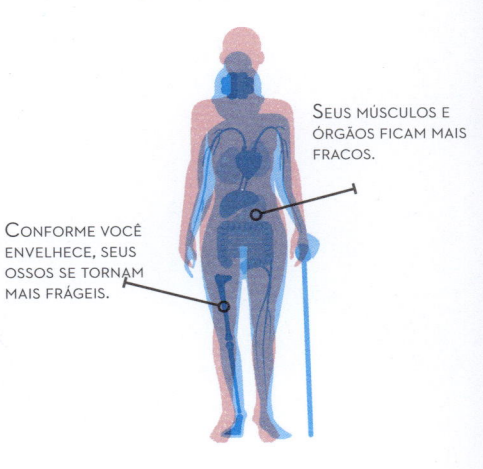

Seus músculos e órgãos ficam mais fracos.

Conforme você envelhece, seus ossos se tornam mais frágeis.

INFÂNCIA

Quando criança, você está sempre aprendendo o máximo que pode sobre o mundo ao seu redor para que possa se adaptar e crescer. Você aprende a andar, falar e faz amigos.

ADOLESCÊNCIA

À medida que você cresce, seu corpo muda. Você fica mais alto e desenvolve mais massa muscular e gordura à medida que seu corpo muda de forma. Seu comportamento também começará a mudar quando você começar a se tornar mais independente e descobrir as coisas por si mesmo. Este é um processo conhecido como puberdade.

ENVELHECENDO

Conforme você envelhece, suas células se decompõem. É por isso que os adultos podem ter mais cabelos grisalhos e menos energia. Eles podem se movimentar mais lentamente e ter pior audição e visão.

SAÚDE E DOENÇA

Você sabia que o seu corpo tem seu próprio grupo de super-heróis? Grande parte do seu corpo trabalha para mantê-lo funcionando, mas existem algumas defesas especiais que trabalham constantemente para protegê-lo de doenças. Utilize o seu scanner para saber mais.

DEFESA DE LINHA DE FRENTE

Antes mesmo de os germes entrarem, seu corpo já está criando defesas contra eles. Você vai ver essas coisas todos os dias, mas já percebeu o quanto elas são importantes?

LÁGRIMAS

As lágrimas impedem que seus olhos ressequem. Elas também ajudam a focar a luz para que você possa ver. Além disso, elas ajudam a remover substâncias estranhas do olho, tais como poeira ou pequenos grãos de areia, protegendo assim seus delicados globos oculares.

CERA DO OUVIDO

A cera é o material pegajoso que se acumula no ouvido. Ele retém sujeira, poeira e bactérias e, além disso, também impede que o ouvido resseque e fique com coceira.

CATARRO

Ranho e catarro são produzidos pelo nariz e pelos pulmões para impedir que o sistema respiratório fique entupido com poeira e sujeira. Às vezes você espirra ou tosse para se livrar da poeira, disparando ranho a velocidades de até 160 km/h.

PELE E SUOR

A pele age basicamente como um revestimento à prova d'água para o seu corpo, protegendo-o do mundo exterior. Ela filtra os raios nocivos do sol e esfria você com suor.

SALIVA

A saliva ajuda a quebrar a comida, mas também serve para lavar os germes da boca.

DEFESAS INTERNAS

SEU CORPO ESTÁ CHEIO DE SISTEMAS DE DEFESA PARA MANTÊ-LO SEGURO, CASO ALGUM GERME PASSE POR TUDO QUE FOI APRESENTADO À ESQUERDA...

TIMO - ENCONTRADO NO PEITO, É ONDE ALGUNS GLÓBULOS BRANCOS AMADURECEM. ELE DESAPARECE À MEDIDA QUE VOCÊ CRESCE.

LINFONODOS AXILARES - ESTES ESTÃO EM SUAS AXILAS E FILTRAM O FLUIDO LINFÁTICO, QUE CONTÉM GLÓBULOS BRANCOS QUE COMBATEM INFECÇÕES.

PLACAS DE PEYER - ENCONTRADAS EM SEUS ÓRGÃOS, ESSES FOLÍCULOS REGULAM SEUS INTESTINOS E PREVINEM PATÓGENOS: ORGANISMOS PORTADORES DE DOENÇAS.

APÊNDICE - OS CIENTISTAS NÃO SABEM EXATAMENTE O QUE O APÊNDICE FAZ, MAS ACREDITA-SE QUE ELE ARMAZENE BACTÉRIAS BOAS PARA O SEU INTESTINO.

AMÍGDALAS E ADENOIDES - SUAS AMÍGDALAS ESTÃO NA PARTE DE TRÁS DA GARGANTA, ONDE PRENDEM E MATAM OS GERMES. SUAS ADENOIDES SÃO PEQUENOS PEDAÇOS DE TECIDO NO NARIZ QUE FAZEM UM TRABALHO SEMELHANTE LÁ.

MEDULA ÓSSEA - É ENCONTRADA DENTRO DOS SEUS OSSOS. ELA PRODUZ GLÓBULOS VERMELHOS E BRANCOS PARA ATACAR OS GERMES.

BAÇO - SEU BAÇO ATACA BACTÉRIAS E GERMES. ELE TAMBÉM ARMAZENA GLÓBULOS VERMELHOS.

LINFONODOS INGUINAIS - ENCONTRADOS NA VIRILHA, TRABALHAM COM OS GÂNGLIOS LINFÁTICOS AXILARES PARA FILTRAR O FLUIDO LINFÁTICO.

GLÓBULOS BRANCOS

OS GLÓBULOS BRANCOS SÃO IMPORTANTES PORQUE DETECTAM E ATACAM GERMES E DOENÇAS. EXISTEM VÁRIOS TIPOS DIFERENTES, QUE PODEM SE RENOVAR DIARIAMENTE OU DURAR ANOS. ALGUNS DISPARAM ANTICORPOS NOS GERMES, ENQUANTO OUTROS ENGOLEM OS GERMES INTEIROS.

MANTENHA-SE SAUDÁVEL

O EXERCÍCIO AJUDA VOCÊ A SE MANTER SAUDÁVEL, POIS FAZ SEU CORAÇÃO BATER MAIS RÁPIDO, ENVIANDO MAIS OXIGÊNIO, ÁGUA E ALIMENTO PARA O CORPO.

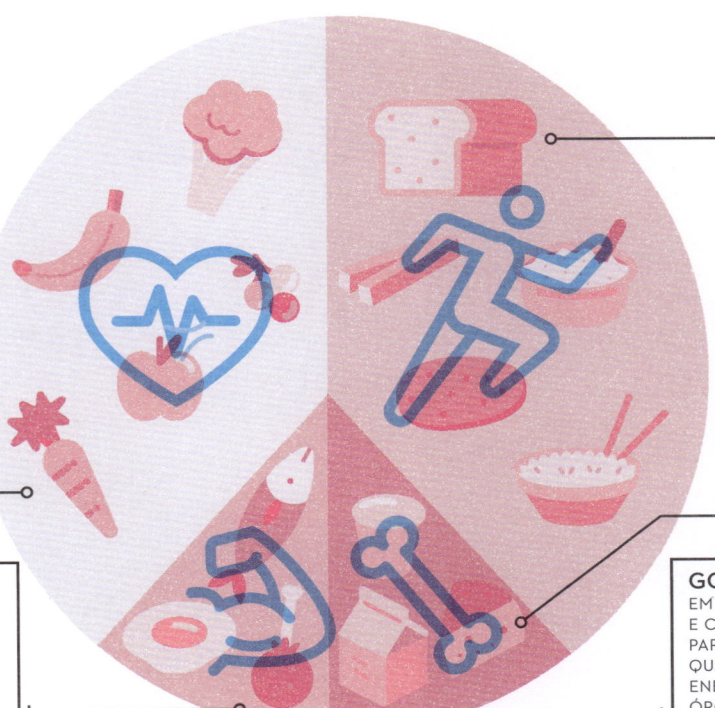

CARBOIDRATOS - ESTES SÃO ENCONTRADOS EM ALIMENTOS RICOS EM AMIDO, COMO PÃO, MACARRÃO E BATATAS. ELES FORNECEM UMA RÁPIDA EXPLOSÃO DE ENERGIA E AJUDAM VOCÊ A FICAR SATISFEITO.

VITAMINAS E MINERAIS - ENCONTRADOS PRINCIPALMENTE EM FRUTAS E VEGETAIS, AS VITAMINAS FAZEM COISAS DIFERENTES. A VITAMINA C, POR EXEMPLO, É ENCONTRADA NA LARANJA E AJUDA O CORPO A COMBATER DOENÇAS.

CÁLCIO - O CÁLCIO PODE SER ENCONTRADO PRINCIPALMENTE EM PRODUTOS LÁCTEOS, COMO LEITE E QUEIJO. ELE MANTÉM SEUS OSSOS E DENTES FORTES E SAUDÁVEIS.

PROTEÍNAS - A PROTEÍNA É ENCONTRADA EM ALIMENTOS COMO CARNE, PEIXE, FEIJÃO E OVOS. SEU CORPO PRECISA DE PROTEÍNA PARA SE CONSTRUIR E SE REPARAR, VISTO QUE SUAS CÉLULAS E MÚSCULOS SÃO FEITOS DO MATERIAL!

GORDURAS - ENCONTRADA EM ALIMENTOS COMO CHOCOLATE E CARNE, A GORDURA É BOA PARA VOCÊ EM PEQUENAS QUANTIDADES, POIS ARMAZENA ENERGIA E PROTEGE SEUS ÓRGÃOS.

ÍNDICE

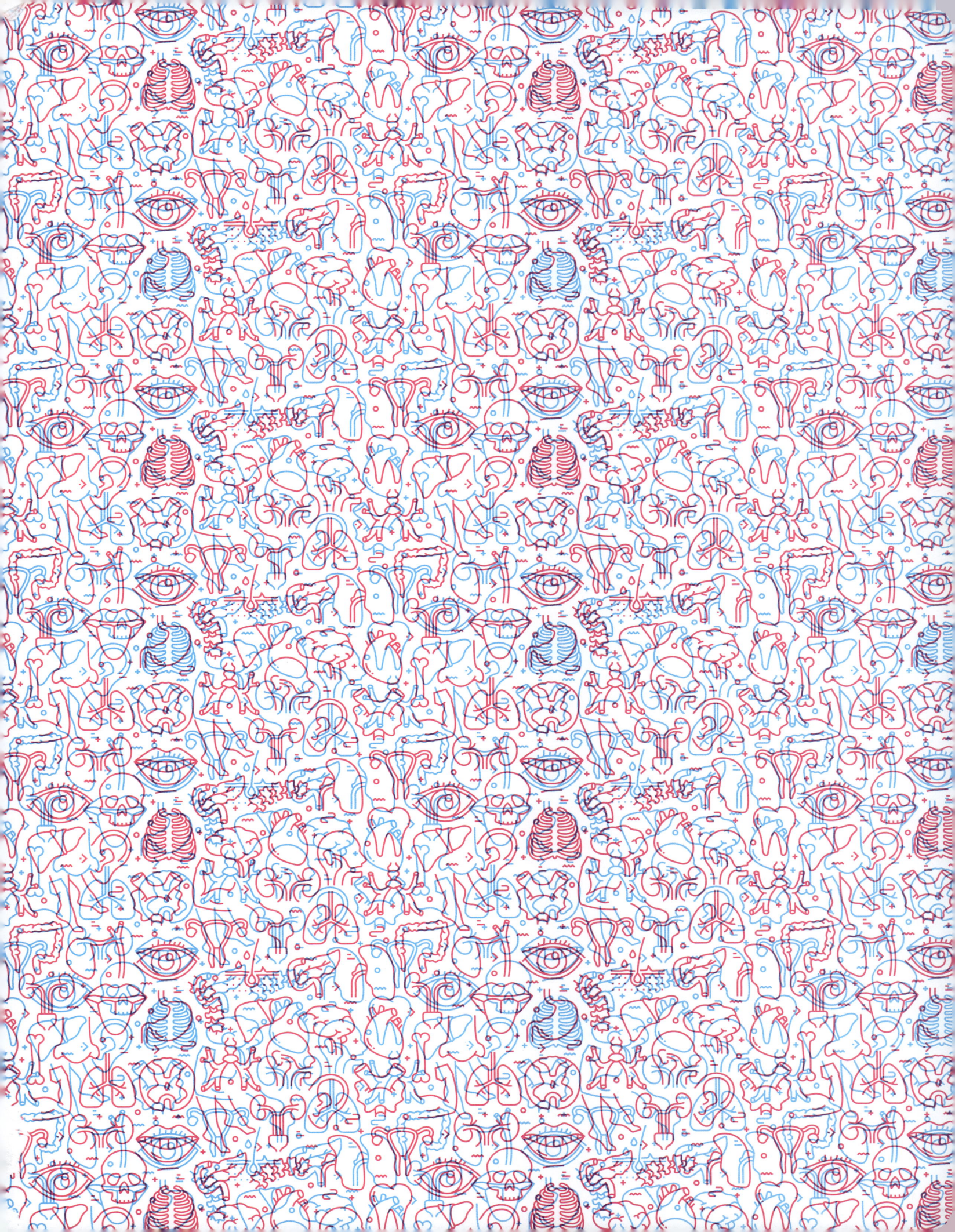

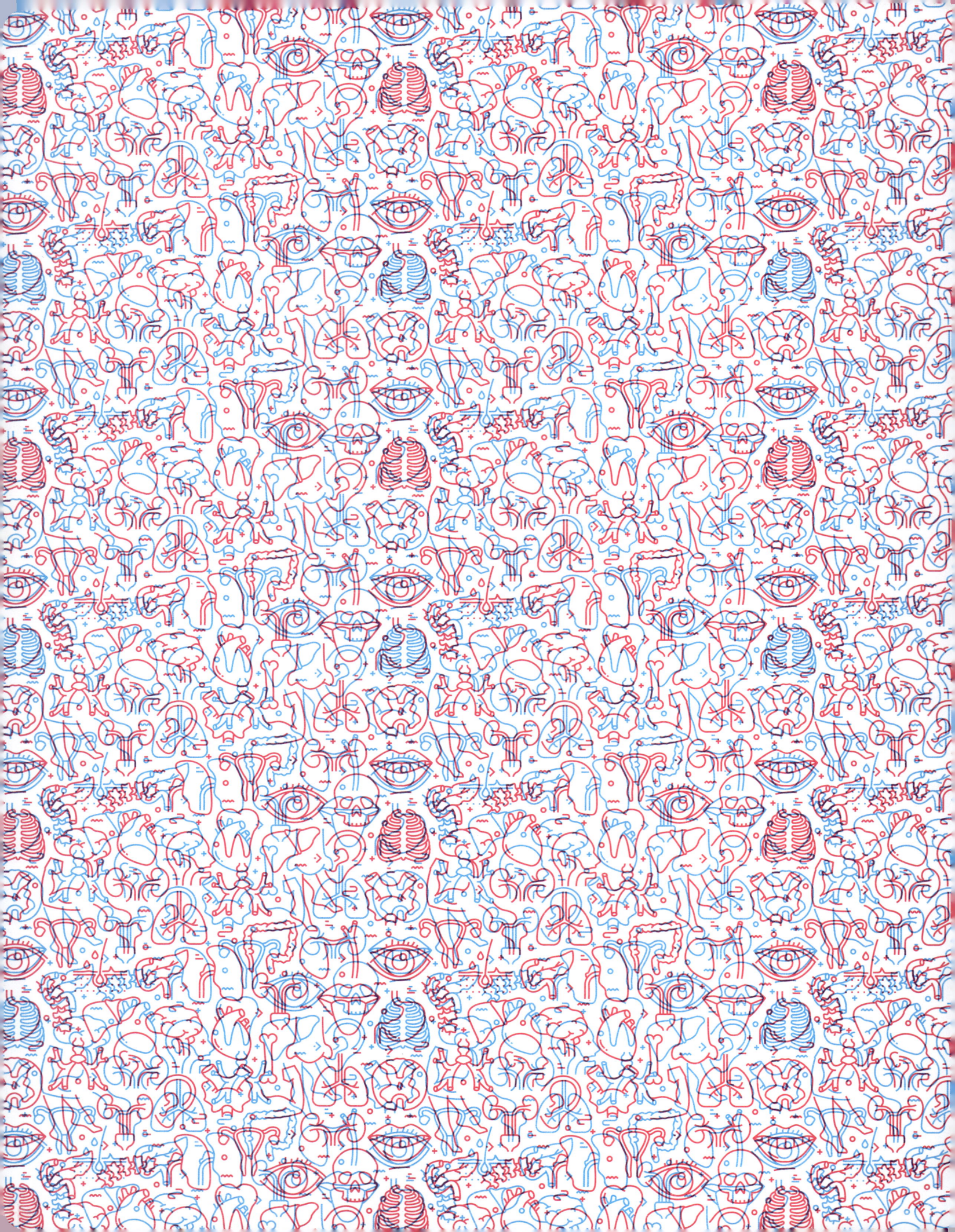